AF465211

BLESSURE

DE

L'ARTÈRE INTERCOSTALE

PAR

Charles LEROY,

Docteur en médecine de la Faculté de Paris

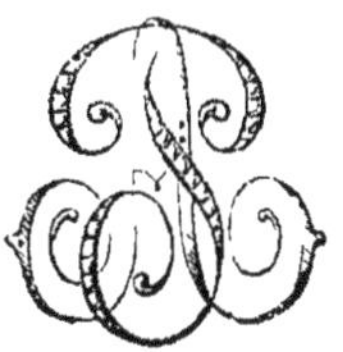

PARIS

A. PARENT, IMPRIMEUR DE LA FACULTÉ DE MÉDECINE

31, RUE MONSIEUR-LE-PRINCE, 31,

1875

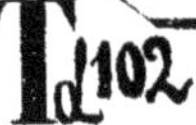

BLESSURE

DE

L'ARTÈRE INTERCOSTALE

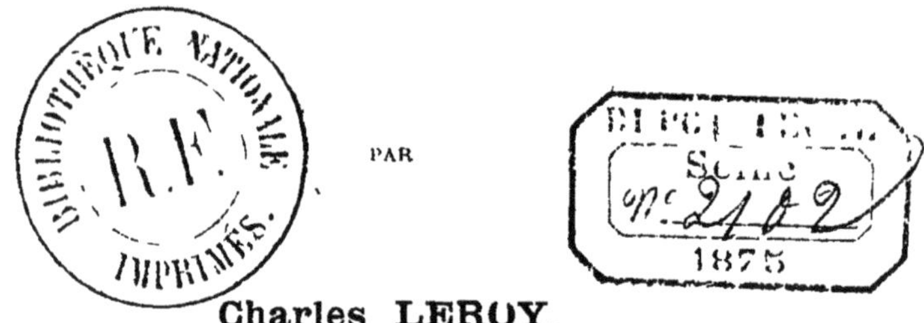

PAR

Charles LEROY,

Docteur en médecine de la Faculté de Paris.

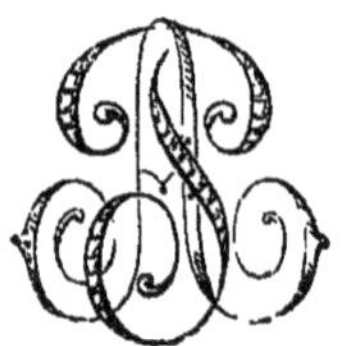

PARIS

A. PARENT, IMPRIMEUR DE LA FACULTE DE MÉDECINE

31, RUE MONSIEUR-LE-PRINCE 31,

1875

A MON TUTEUR

A M. H. CHEVALLIER,
Agrégé de l'Université,
Chef d'institution,
Officier de l'instruction publique

A M. PAUL BERT,
Professeur à la Faculté des sciences de Paris.

A M. LE DOCTEUR A. TESTELIN,

A M. GUYOT,

Officier de l'instruction publique.

A M. VERNEUIL,

Professeur de clinique chirurgicale à la Faculté de médecine de Paris

Chirurgien de la Pitié,

Membre de l'Académie de médecine.

Chevalier de la Légion d'honneur.

BLESSURE

DE

L'ARTÈRE INTERCOSTALE

L'idée du sujet que nous avons entrepris nous a eté inspirée par M. le professeur Verneuil. Nous nous sommes proposé de rechercher dans les auteurs ce qui avait été dit sur les blessures de l'artère intercostale, d'en faire une histoire aussi complète que possible, car cette partie nous a semblé un peu négligée dans les thèses précédentes.

La plupart des traités contiennent cette phrase si connue de Louis, qu'on attribue à Boyer : les cas de blessure de l'artère intercostale sont moins nombreux que les moyens inventés pour en arrêter l'hémorrhagie. Sans tenir compte des opinions accréditées, et n'ayant d'autre but que la recherche de la vérité, nous avons été amené, par l'examen des faits, à établir un premier point, à savoir que les blessures de l'artère intercostale sont loin d'être aussi rares qu'on l'a prétendu et paraissent au contraire assez fréquentes. En second lieu, nous croyons pouvoir affirmer qu'elles offrent toujours une certaine gravité.

Nous n'avons pas la prétention d'avoir fait quelque chose de nouveau, nous voulons seulement présenter des renseignements bibliographiques, sinon complets du moins propres à faciliter les recherches qu'on pourra entreprendre sur ce sujet. Notre désir sera rempli si nous avons pu atteindre ce but.

M. Verneuil, qui a fait des recherches expérimentales sur les blessures de l'artère intercostale, a bien voulu nous permettre d'exposer un traitement dont il est l'auteur, et qu'on trouvera décrit à la fin de cette thèse.

Les auteurs anciens ne connaissaient point les blessures de l'artère intercostale. Celse (1) ne parle que des plaies de poitrine et de la blessure du poumon.

Guy de Chauliac (2), dans sa *Grande chirurgie*, ne donne même pas les signes de l'épanchement récent du liquide sanguin dans la poitrine. Il n'a en vue que l'épanchement ancien et putréfié. On lit à l'article *plaies de poitrine* : « On juge de ces plaies : que celles qui pénètrent de la part du dos soient plus dangereuses que de par devant à cause des veines, artères et nerfs de l'œsophage, de la trachée et des ligaments du cœur. »

Ambrois Paré (3), à l'article des *plaies de poitrine*,

(1) Celse, Traité de la médecine, trad. de Chaale des Etangs, Paris, 1846, page 140.

(2) Guy de Chauliac, Grande chirurgie, édition de Tournon, 1611, page 298.

(3) Ambroise Paré, Œuvres complètes, t. I, page 94, 1840.

est le premier qui décrive les signes de l'épanchement de sang dans la poitrine, consécutivement à la blessure des gros vaisseaux ; mais il passe complètement sous silence la blessure des artères intercostales. Voici ce qu'il dit : « Les unes sont, avec lésions des parties contenues comme médiastin, poumon, cœur, diaphragme, veine cave et grande artère ascendante. » Plus loin, page 96 : « les signes que la grande artère et la veine cave sont vulnérées, c'est que le malade meurt promptement. » Il est probable que si Ambroise Paré avait vu les blessures de l'artère intercostale et leurs conséquences, il aurait tenté de pratiquer la ligature de ces vaisseaux et qu'il aurait proposé pour ce cas particulier comme pour les blessures d'artères en général, un procédé dont il était l'inventeur.

Il faut arriver à Scultet (1), pour voir signaler la blessure de l'artère intercostale comme cause d'hémorrhagie. Cependant cet auteur, au chapitre « de ratione « instituendi paracentesim thoracis paulinam et hippocraticam dilatandi et curandi vulnera thoracis, « pectoris et abdominis », ne range pas la blessure de l'artère intercostale au nombre des complications des plaies pénétrantes de poitrine ; et plus loin (2), à propos de l'opération de l'empyème, il dit : « Sectio thoracis ita peragitur, invento loco atramentoque notato, « æger in medio collocetur situ deinde cutis scapello « oblique posteriora et superiora versus incidatur « hinc scapellus panniculo albo obligatus (ita ut summa ipsius pars saltem ad unguis magni digiti men-

(1) Scultet, Armentarium chirurgicum, page 137, 1656.
(2) Scultet, Op. cit., page 143.

« suram expedita restet; ne altius, quam par est, « intromissa aliquid lædat. »

Si on se bornait à lire ce passage, on pourrait supposer que Scultet ignorait aussi les blessures de l'artère intercostale; il semble, en effet, en indiquant les précautions à prendre, ne se préoccuper que des organes profonds. Mais on verra, par les deux observations suivantes, qu'il a eu l'occasion de reconnaître des hémorrhagies par blessure de l'artère intercostale, et comme s'il désirait attirer l'attention du lecteur, la phrase est imprimée dans le texte en lettres italiques.

Obs. XLII. — *Vulnus thoracis periculosum* (1). Dans l'année 1633, un homme reçut deux blessures, l'une au poignet gauche, l'autre dextra mamillæ digito transverso infra papillam *quod capacitatem thoracis penetrabat cum vasorum intercostalium læsione et sputo sanguineo.*

Obs. XLIII. — *Vulnus thoracis paracentesim requirens* (2). Il ouvrit la poitrine pour la vider de la matière qu'elle contenait : « Facta perforatione, vix tres aut quatuor guttulæ sanguinis, de vulnere effluxerunt, *quod ideo notandum esse censeo, quia nonnulli aiunt maximum fieri sanguinis fluxum, ob vasorum intercostalium incisionem: sed non eo incisas aliquando, et præcipue in bilosis corporibus succedere ejusmodi in cavitatem sanguinis profluvium, quando inciditur, vena aut arteria, quæ tamen scalpello facillime vitari possunt.* Si læsa vena aut arteria intercostalis, quid refert? parum aut nihil.

(1) Scultet, Op. cit., page 246.
(2) Scultet, Op. cit., page 251.

De tout ce qui précède, il ressort que Scultet attache peu d'importance aux blessures de l'artère intercostale et qu'il ne s'en préoccupe pas dans l'opération de l'empyème, puisque, en décrivant le manuel opératoire, il ne parle ni de ce vaisseau ni des moyens de l'éviter. Que si, dans deux observations, il signale cette blessure d'une manière particulière, c'est plutôt pour faire voir son peu de gravité et pour combattre l'opinion de ceux de ses contemporains, qui croyaient au contraire les hémorrhagies abondantes en pareil cas. Qu'il croit la blessure de la veine et de l'artère très-facile à éviter et qu'enfin, si cet accident arrivait, une telle complication n'aurait que peu ou point d'importance.

Il est surprenant qu'un Chirurgien aussi distingué que Scultet tienne un pareil langage, quand, de son aveu, quelques-uns de ses contemporains étaient d'un avis tout différent.

Il est donc probable que beaucoup de morts par hémorrhagie venant de l'intercostale ont dû être mises sur le compte de la blessure des gros vaisseaux; mais la lésion de l'artère intercostale avait été vue et déjà on en avait reconnu toutes les conséquences.

Belloste (1) est certainement le premier qui ait précisé dans ses écrits la fréquence et la gravité des artères intercostales. « Pour observer, dit-il (des plaies pénétrantes de poitrine), l'ordre dans ce petit traité, il faut établir trois espèces de plaies pénétrantes dans la poitrine. . . . .
. . . . La troisième, la seule qui intéresse

(1) Belloste, Le chirurgien d'hôpital, t. II, page 194, 1733.

les vaisseaux ouvrant seulement l'artère ou la veine qui sont couchées dans la cannelure de chaque côte, avec hémorrhagie, faites aussi par instrument trane chant. »

Ailleurs (1) : « celles qui par un instrument tranchant, se trouvent accompagnées d'hémorrhagie, causée par l'ouverture des vaisseaux sanguins qui sont couchés dans la cannelure de chaque côte, quoiqu-de peu de conséquence, ne laissent pas d'avoir souvent de mauvaises suites quand elles sont pansées avec des tentes. »

Au même chapitre (2) : « Les plaies d'instrument tranchant où la veine et l'artère qui sont couchées sur la cannelure de chaque côte a été ouverte, produisent souvent des hémorrhagies assez fortes. . . . . Dans ce cas, comme dans les autres, la saignée, la diète et le repos sont d'un grand secours. Cependant, comme cette sorte de plaie est d'une autre nature que les autres, elle a aussi besoin d'un autre secours. »

Plus loin, Belloste dit qu'il arrête les hémorrhagies au moyen d'une tente imbibée d'un liquide astringent, et qu'il laisse durant un jour dans la plaie.

En somme, Belloste n'est pas explicite sur le traitement des hémorrhagies : il critique les tentes et ne propose pour les remplacer qu'une modification dans les tentes ordinaires. Cette modification consiste, d'après ses expressions, en une tente mollette médiocrement grosse, et émoussée par le bout, afin qu'elle pût

(1) Belloste, Op. cit., t. II, page 206, 1733.
(2) Belloste, Op. cit., t. II, page 223, 1733.

s'appuyer sur la côte, sans traverser la plèvre ni pénétrer dans le thorax.

Nous lisons dans la thèse de Martin (1) que Belloste a transmis un grand nombre d'observations de plaies de poitrine sans mentionner une seule fois la lésion de l'artère intercostale. Il nous a été cependant facile de trouver, dans les deux éditions de Belloste (2), l'observation d'un capitaine blessé d'un coup d'épée à deux travers de doigt au-dessus et à côté du mamelon droit. « Je voulus, dit Belloste, visiter la plaie avant son départ, quoiqu'il y eût peu de temps qu'il eût été pansé; mais ayant découvert au dernier pansement, qu'il venait du sang de l'artère qui accompagne les parties inférieures de chaque côte, et n'ayant continué la tente que par complaisance, je voulus l'appliquer d'une autre manière qu'on n'avait pas fait, car il n'y avait plus de temps à perdre. Je fis donc une tente mollette, médiocrement grosse, et émoussée par le bout, afin qu'elle pût s'appuyer sur la côte sans traverser la plèvre ni pénétrer dans le thorax. »

Le reproche adressé à Belloste n'est donc pas motivé; il faut au contraire lui reconnaître le mérite d'avoir rangé ces plaies dans une espèce à part et d'avoir senti le premier la nécessité d'un traitement méthodique. L'auteur de la thèse citée n'aurait eu qu'à feuilleter Belloste, pour voir que celui-ci donne une observation, blâme le traitement par les tentes et propose même une modification. Si les travaux

(1) Martin, Thèse de Paris, 1855.
(2) Belloste, Op. cit., t. II, obs. Obs, 8, édit. 1696 et 1733.

que nous avons consultés n'avaient été faits plus consciencieusement, nous aurions été arrêté à chaque pas.

Garengeot (1), dans la première édition de son traité des opérations, parle des aiguilles et des porte-aiguilles, en fait une description générale, mais ne décrit aucun instrument spéciale à l'hémorrhagie de l'artère intercostale. Dans l'édition de 1748 (2), nous trouvons ce qui suit : « les plaies dans lesquelles il y a une artère intercostale d'ouverté, sont dangereuses si l'on ne s'en aperçoit pas, parce que le sang continuera toujours de s'épancher jusqu'à ce que la mort soit arrivée ; mais, quand on les connaît, il est facile d'y remédier. »

« Si l'épanchement du sang dans la poitrine est causé par l'ouverture de l'artère intercostale, on voit encore qu'il est inutile de tenter l'opération, car ce remède ne peut boucher le vaisseau ouvert. C'est donc au vaisseau qu'il faut s'adresser et pour en faire la ligature, M. Gérard a indiqué un procédé. (3) » (On trouvera plus loin la description de ce procédé, qui est détaillé dans l'ouvrage de Dionis).

« De plus, si on ouvrait la poitrine si près de l'épine, on ne manquerait pas de couper les vaisseaux intercostaux qui ne sont point encore vis-à-vis de la scissure de chaque côte; car c'est une erreur de croire que ces artères soient dans la scissure des côtes; elles en sont beaucoup éloignées depuis leur naissance jus-

(1) Garengeot, Traité des opération de chirurgie, t. II, page 130, 1720.
(2) Garengeot, Op. cit., t. II. page 370, 1748.
(3) Garengeot, Op. cit., t. II, page 377, 1748.

qu'à l'angle des côtes ; et depuis l'angle jusqu'à l'extrémité elles sont cachées dans la graisse qui occupe d'ordinaire la scissure et le bord inférieur de la côte (1). »

Garengeot reconnaît donc la gravité des blessures de l'artère intercostale, il a des notions précises sur les rapports de ce vaisseau ; mais il croit qu'il est facile d'arrêter l'hémorrhagie, et il accorde une certaine confiance au procédé de Gérard. Néanmoins, rien ne prouve qu'il l'ait appliqué, son ouvrage ne renfermant à ce sujet aucune observation.

Goulard (2) fait, en 1740, la communication suivante, à l'Académie royale des sciences : « Il m'a paru qu'on n'a pas encore trouvé des instruments propres à passer avec facilité les fils nécessaires pour faire la ligature des artères intercostales; que les moyens employés jusqu'ici pour la suture et la ligature des vaisseaux étaient extrêmement défectueux.

Avant que d'exposer ici ma méthode pour lier l'artère intercostale, il est nécessaire que je parle de celle que M. Gérard, chirurgien juré de Paris, inventa au rapport de MM. Garengeot et Lafaye. »

« Ainsi, Goulard reconnaît que le procédé de Gérard est antérieur au sien. L'édition de Garengeot, en 1748, ou celles de Dionis, en 1736, devraient donc donner le procédé de Gérard; cependant nous n'avons pu le trouver que dans une édition de Dionis, beaucoup plus récente.

Voici ce que dit Dionis (3) : « Gérard a imaginé le

(1) Garengeot, Op. cit., t. II, page 379, 1748.

(2) Goulard, Académie royale des sciences, page 617, 1740.

(3) Dionis, Opératious de chirurgie, 8e édit., revue par Georges De Lafaye, 1re partie, 5e démonstration, 1782, Paris, page 425.

moyen de faire la ligature des artères intercostales lorsqu'elles sont ouvertes dans quelque endroit favorable. Après avoir reconnu le lieu où l'artère a été coupée, on agrandit la plaie ; on prend une aiguille assez courbe pour embrasser la côte et enfilée d'un fil ciré, au milieu duquel on a noué un bourdonnet; on la porte dans la poitrine à côté du lieu où l'artère est divisée et du côté de son origine; on la fait passer derrière la côte où se trouve l'artère ouverte; la pointe sort par-dessus la côte ; on prend cette pointe, et l'on retire l'aiguille en achevant de lui faire décrire une circonférence; quand l'aiguille est entièrement sortie, on tire le fil jusqu'à ce que le bourdonnet se trouve sur l'artère; on applique sur la côte qui est embrassée par le fil une compresse un peu épaisse, sur laquelle on noue le fil en le serrant suffisamment pour comprimer le vaisseau qui se trouve pris entre le bourdonnet et la côte. M. Goulard, chirurgien de Montpellier, a inventé depuis pour faire la ligature de cette artère, une aiguille courbe qui a un manche. »

Nous revenons à la communication de Goulard. « J'ai donc inventé un instrument propre à faire cette opération avec facilité : quant à la façon de s'en servir, je commence par couper les téguments et les muscles qui couvrent les côtes, ainsi qu'on le pratique pour l'opération de l'empyème; je prends l'aiguille et je l'enveloppe de plusieurs brins de fil blanc et ciré, observant de les faire passer de dehors en dedans et de n'en laisser dans la concavité que deux travers de doigt ou environ; je loge ensuite le lien dans la rainure, et je l'assujettis dans la jonction du manche et du corps avec le doigt index de la main droite; je porte ensuite l'aiguille au-dessus de la côte supérieure à l'artère qui est ouverte, et du côté de son origine à 1 pouce environ de son ouverture. Dès que j'ai percé les muscles et la plèvre, et que la pointe de l'aiguille est dans la poitrine j'élève le manche ; et par ce mouvement la pointe, en s'approchant de la partie supérieure de la côte inférieure, perce de dedans en dehors la plèvre et les muscles intercostaux. Je donne alors à un aide l'emploi de tenir le manche élevé, et je tire le lien qui paraît, je le retiens de la main gauche et, reprenant le manche de la main droite, je fais sortir l'aiguille par le même chemin qu'elle est entrée. Le reste du fil se trouve ainsi au-dessus de la côte supérieure à l'espace où l'artère est ouverte, et embrasse l'artère qu'il faut lier. Je lie ensuite un gros bourdonnet au bout du lien inférieur, et en tirant le bout supérieur j'y applique le bourdonnet contre l'artère, après avoir fait une petite incision aux muscles intercostaux pour mieux appliquer le bourdonnet auprès de l'artère, puis sur la côte supérieure je mets une compresse sur laquelle je fais les nœuds convenables. Je panse ensuite à l'ordinaire. »

Ainsi que Dionis et Goulard s'accordent à le reconnaître, l'honneur d'avoir le premier inventé un procédé de ligature revient donc à Gérard. Toutefois, pour Goulard, le procédé est d'une exécution difficile et ne pourrait réussir qu'entre des mains habiles ; c'est pourquoi il propose un autre moyen qu'il met en usage depuis longtemps. Goulard paraît convaincu de la supériorité de son procédé; mais on peut lui faire le reproche de ne pas apporter d'observations suffisantes à l'appui de ce qu'il avance.

Lotteri (1), professeur d'anatomie à l'Université de Turin, envoie à l'Académie de chirurgie un instrument pour arrêter l'hémorrhagie de l'artère intercostale. C'est une plaque d'acier poli coudée dans sa partie la plus étroite, pour fournir un point de compression que l'on doit présenter à l'artère intercostale ouverte. On introduit dans la plaie le coude de la plaque garni d'une pelotte, et, lorsqu'il est appliqué, on rabat sur la poitrine le manche de la plaque qui fait alors l'office de bras de levier, et on l'assujettit. Le coude présente un grand trou pour permettre l'issue du sang épanché dans la poitrine. On trouvera dans les Mémoires de l'Académie de chirurgie les dessins de cet instrument.

Valentin (2) considère l'ouverture de l'artère intercostale dans les plaies de la poitrine, comme un accident des plus fâcheux; mais il n'indique rien de nouveau et a recours aux moyens généraux pour arrêter l'hémorrhagie.

Belloq (3) raconte l'histoire d'un soldat qui avait reçu un coup d'épée entre la cinquième et la sixième côte. Ce blessé mourut d'épuisement. Il est vrai que l'auteur ajoute qu'on pratiqua huit fois la saignée dans l'espace de dix-huit heures.

A propos de cet accident, Belloq dit que son confrère M. Gérard est le premier qui ait osé introduire une aiguille dans la poitrine, pour faire une ligature de la côte.

(1) Lotteri, Mémoire de l'Académie de chirurgie, t. II, page 95.

(2) Valentin, Recherches critiques sur la chirurgie moderne page 29, 1772.

(3) Belloq, Mémoires de l'Académie de chirurgie, t. II, pages 125.

Belloq cite encore un moyen des plus simples imaginé par Quesnay, qui put arrêter une hémorrhagie abondante. Au moyen d'un jeton d'ivoire introduit dans la plaie, et fixé par deux rubans. Quant à l'appareil de Belloq, appareil très-compliqué et peu maniable, on en trouvera la description dans les Mémoires de l'Académie de chirurgie.

Un chirurgien allemand (1) Theden, prétend arrêter sans ligature et sans instrument compressif l'hémorrhagie des artères intercostales.

L'opération tant vantée pour arrêter le sang dans les blessures lui a semblé de tout temps effrayante et cruelle : il trouve affreux de passer une aiguille par derrière une côte, et d'entourer cette dernière d'un fil pour faire la compression; il a vu ordinairement cette opération suivie de l'inflammation et de la mort, par conséquent inutile et rendant les derniers moments du malade plus douloureux que si on l'eût abandonné à lui-même. Après avoir condamné les procédés qui consistent à lier l'artère intercostale, il dit que, dans ses recherches, il a cru voir que la section de l'artère était beaucoup plus sûre que la méthode usitée et que les instruments compressifs mis en usage. Il fait la description de son procédé qui, d'après lui, a toujours merveilleusement réussi, mais il ne donne aucun fait à l'appui. Il se borne à faire la section de l'artère avec un instrument approprié, et à repousser le bout du vaisseau divisé vers son origine, dans l'espace d'un demi-pouce. L'opération se termine par l'application d'une tente et d'un morceau d'agaric.

(3) Theden, Progrès ultérieurs de la chirurgie, traduit de l'allemand, par Chayrou, page 78, 177[illegible]

Hévin (1) dit que l'épanchement de sang dans la poitrine est fréquent dans les blessures des artères intercostales, parce que ces artères sont fort voisines du cœur, et que le sang y est poussé avec force. Il ajoute qu'on devra tenter la ligature ou la compression, mais que dans les cas où la blessure est située près de l'origine du vaisseau, il sera impossible d'arrêter l'hémorrhagie. Il insiste sur le traitement général par une diète sévère, les boissons pectorales et les saignées répétées. Ce sont même, dit-il, les secours les plus efficaces pour s'opposer à l'épanchement.

Nous ne trouvons dans Percy (2) que le passage suivant touchant notre sujet : « Pour dégager une balle encastrée entre deux côtes, il suffit de faire des incisions dans lesquelles il faut éviter l'artère intercostale et le poumon, et de passer par dessous une petite curette. »

Le procédé de Desault, dont tous les auteurs modernes parlent, consiste à engager dans la plaie la partie moyenne d'une compresse, de manière à lui faire former dans la poitrine une sorte de cavité digitale que l'on remplit de charpie. On attire au dehors cette compresse, devenue trop grosse pour sortir par la plaie. Nous ne trouvons la description de ce procédé, ni dans les œuvres chirurgicales de Desault (3), ni dans son Journal de chirurgie. Il relate simplement l'observation (4) d'une plaie pénétrante du thorax,

(1) Hévin, Cours de pathologie et de thérapeutique chirurgicales, 1785, page 644.
(2) Percy, chirurgien d'armée, page 119, 1792.
(3) Œuvres chirurgicales de Desault, 1813.
(4) Desault, Journal de chirurgie, t. II, page 44, 1791.

accompagnée d'une hémorrhagie dont la source n'est pas mentionnée, et qu'on arrêta par le tamponnement.

B. Bell (1), à propos des plaies non pénétrantes de poitrine, mais compliquées de blessures de l'artère intercostale, dit : « On a recommandé tous les procédés dans la vue de comprimer l'artère intercostale sans blesser la plèvre ; mais comme je n'en ai trouvé aucun qui remplisse cet objet, j'ai cru inutile de les faire graver. Heureusement il est possible d'assujettir cette artère d'une manière bien plus simple. En dilatant suffisamment la plaie, on peut, avec un ténaculum un peu plus courbé que de coutume vers la pointe, faire sortir de la rainure le vaisseau qui fournit le sang et le lier à la manière accoutumée ; au moins cela est aisé à pratiquer chez les personnes maigres. Lorsqu'il est impossible d'assujettir ainsi le vaisseau, soit parce que les côtes sont trop couvertes de graisse, ou par toute autre cause, on y parvient toujours par le procédé de fil et bourdonnet.

B. Bell apprécie à leur juste valeur les moyens hémostatiques connus ; il substitue la ligature immédiate à la ligature médiate ; mais il est trop affirmatif en disant qu'il sera toujours facile de faire la ligature chez les personnes maigres.

Lassus (2) trouve que la tente est encore préférable à toutes les machines inventées pour arrêter l'hémorrhagie.

(1) B. Bell, Cours complet de chirurgie, trad. de Ed. Bosquillon, t. 5, page 114, 1796.

(2) Lassus, Médecine opératoire, t. II, page 149, an III.

Ravaton (1) a vu beaucoup de blessures de l'artère intercostale; il est persuadé que lorsque la lésion siége près du sternum, ou vers la partie moyenne des côtes, ce qui est le plus fréquent, l'hémorrhagie est peu abondante, et qu'il n'en est pas de même lorsque la lésion siége près de la colonne vertébrale. Dans ce dernier cas, il croit qu'il est sage de ne pas se mettre à la recherche du vaisseau, à cause de l'épaisseur des muscles dorsaux et de la proximité de l'aorte. Il pense que, dans les cas rares où la nature n'aura pu seule arrêter l'hémorrhagie, on sera impuissant à y remédier par les moyens connus. Les tentatives qu'on pourrait faire n'auraient d'autre résultat que d'accroître les souffrances du blessé sans lui porter secours.

Pour Ravaton, cet accident ne serait pas ordinairement bien fâcheux. Peut-être croit-il que l'artère n'est jamais nettement divisée, et que ses extrémités sont toujours rétractées ou effilées, comme il arrive dans l'arrachement. La ligature, la plaque de Lotteri, le tourniquet de Belloq deviendraient alors inutiles.

C'est une chose bien inconcevable, dit à ce sujet Valentin (2), que tant d'hommes célèbres, tant de praticiens instruits, tant d'auteurs respectables qui en ont parlé, n'aient jamais senti quel étrange obstacle devaient apporter à la guérison presque tous les moyens indiqués ou employés par eux pour l'accélérer. Leur but à tous est d'arrêter l'hémorrhagie, et,

(1) Ravaton, Pratique moderne de la chirurgie, t. II, page 129, 1776.

(2) Valentin, Recherches critiques sur la chirurgie moderne, avertissement, page 3, 1772.

de tous les procédés qu'ils mettent en usage, il n'y en a presque pas un qui ne tende à la renouveler. Ces sortes d'accidents sont très-communs dans les armées. Combien de blessés ont donc été nécessairement victimes des préceptes reçus !

Saucerotte (1) relate, dans les Mélanges de chirurgie, une observation de Noël, chirurgien à Baillon, qui fut appelé pour un soldat blessé entre la cinquième et la sixième côte gauche, près de la colonne vertébrale. L'hémorrhagie était abondante, et Noël put l'arrêter en faisant la ligature de l'intercostale. Mais en même temps que le sang, il s'écoulait de la plaie un liquide blanchâtre que Noël jugea être de la lymphe issue d'une blessure du canal thoracique ; aussi, croyant son malade voué à la mort par ce fait, fut-il tout surpris de constater dès le lendemain une notable amélioration. Le blessé lui apprit alors qu'avant sa blessure il souffrait du côté gauche, que sa respiration était très-gênée, et qu'il ne pouvait se coucher de ce côté. Noël modifia son diagnostic et admit une pleurésie ancienne. Le blessé guérit.

Rossi (2) ne fait que citer, parmi les causes de l'épanchement de sang dans la poitrine, les blessures de l'artère intercostale.

Larrey (3), dans ses Mémoires en 1812, dit que, pour arrêter l'hémorrhagie, on aura recours à des procédés particuliers, dont il ne prétend pas donner la description.

(1) Saucerotte, Mélanges de chirurgie, page 376, 1801.
(2) Rossi, Médecine opératoire, t. II, page 30, 1806.
(3) Larrey, Mémoires de chirurgie militaire, t. II, page 157, 1812,

En 1828 (1), Larrey s'exprime ainsi : « Il est rare à moins d'une fracture ou coupure, à la côte, que les artères intercostales soient lésées par l'instrument vulnérant, parce que ces vaisseaux sont protégés en en arrière, par la gouttière qui les renferme, et qu'elles sont très-petites dans leur moitié antérieure, où elles seraient plus accessibles à l'action de l'instrument. Dans l'un et l'autre cas, ces artères, très-libres dans leur marche, se rétractent facilement et s'oblitèrent par la plus légère résistance, ou la plus simple pression. Ainsi, il suffit de fermer instantanément la plaie pour que l'hémorrhagie s'arrête avec assez de promptitude. L'expérience m'a fait vérifier plusieurs fois la vérité de cette assertion, car je n'ai jamais eu besoin de pratiquer aucune ligature, ce qui rend, selon moi, parfaitement inutiles les divers procédés imaginés pour lier ces vaisseaux, »

Plus tard, Larrey fit avec succès la ligature de l'artère intercostale. Il dit qu'il tomba du premier coup sur l'artère (2).

Richerand (3) a imaginé d'introduire dans la plaie une plaque de bois sur l'extrémité libre de laquelle on exerce une pression de dehors en dedans à l'aide d'un bandage. L'extrémité interne vient par ce moyen comprimer l'artère. Il trouva cette méthode moins douloureuse et plus praticable, que celle de Goulard, Gérard et Belloq ; néanmoins il ajoute que le moyen

(1) Larrey, Mémoires de l'Académie de médecine, t. I, page 224, 1828.

(2) Larrey, Chirurgie militaire, t. III.

(3) Richerand, Traité de chirurgie, 5e édit., t. III, page 279, 1821.

employé par Desault a l'avantage d'être plus commode.

Boyer (1) dit que les cas de blessures de l'artère intercostale sont moins nombreux que les procédés inventés pour arrêter l'hémorrhagie. Il pense qu'il suffira d'introduire par la plaie dans la poitrine un bourdonnet de charpie, lié par sa partie moyenne avec un fort fil double ; en sortant ensuite le deux chefs de ce fil et en plaçant dans leur intervalle un rouleau formé par une compresse épaisse sur laquelle on les noue. Ce moyen agit comme la machine de Belloq et n'a pas comme elle l'inconvénient d'exiger la construction d'un instrument particulier.

Sabatier (2) dit que la conduite la plus avantageuse à tenir dans tous les cas consiste dans l'emploi de moyens hémostatiques directs ; mais que cet accident facile à reconnaître quand la plaie est large, devient d'un diagnostic très-difficile quand elle est étroite ou très-oblique.

Chelius (3) dit que la chirurgie est riche en moyens destinés à arrêter l'hémorrhagie fournie par l'artère intercostale, mais qu'elle est pauvre de faits qui puissent attester l'utilité et l'efficacité de ces nombreux moyens.

Dupuytren (4) pense que l'épanchement dû à la blessure de l'artère intercostale se fait avec une ra-

(1) Boyer, Traité des maladies chirurgicales, t. VII, page 292, 1821.

(2) Sabatier, Médecine opératoire, t. II, page 81, 1832.

(3) Chélius, Traité de chirurgie, t. 1, page, 164, 1835.

(4) Dupuytren, Leçons orales de clinique chirurgicale, t. VI, page 355, 1839.

pidité médiocre ; que la poitrine ne se remplit que par degrés lorsque le poumon est libre d'adhérences, et que le blessé survit assez pour recevoir les secours efficaces de la chirurgie. Il conseille de dilater la plaie, de saisir le vaisseau et de faire la ligature ou la compression; si rien ne peut atteindre le vaisseau, il faudra clore exactement la plaie. Dans ce cas, ainsi que disaient les anciens, le sang arrête le sang. Dupuytren cite les moyens connus et donne la préférence au procédé de Desault.

Sanson (1) mentionne sans donner d'observations l'hémorrhagie de l'artère intercostale comme cause d'épanchement sanguin dans la poitrine. Il énumère tous les procédés connus jusqu'à lui et recommande celui de Desault.

Bandens (2) se borne également à une simple mention.

Velpeau (3) dit que la blessure de l'artère intercostale est le seul danger de l'empyème ; il décrit les procédés mis en usage et choisit celui de Desault.

Malgaigne (4) rapporte un cas d'Amesbury dans lequel une fracture étendue à trois côtes amena la mort par l'hémorrhagie de l'artère intercostale, sans aucune lésion du poumon.

En 1855, M. Duval (5) propose une nouvelle mé-

(1) Sanson, Concours de clinique chirurgicale, page 250, Paris, 1836.

(2) Raudens, Clinique des plaies d'armes à feu, page 267, 1836.

(3) Velpeau, Médecine opératoire, t. III, page 729, 1839.

(4) Malgaigne, Traité des fractures et des luxations, t. I, p. 437, 1847.

(5) Marcelin Duval, Traité de l'hémostasie, page 310, Paris, 1855-1856.

thode pour lier l'artère intercostale entre la colonne vertébrale et l'angle de côtes. Il considère comme impossible la ligature de ce vaisseau dans la gouttière qui la renferme. Voici ce qu'il dit : « Si l'on cherche ce vaisseau lorsqu'il est caché dans la gouttière, on opère à l'aveugle ; et l'on s'expose à blesser ou déchirer la plèvre, la veine, l'artère elle-même. En un mot, lorsqu'on réussira, sur le vivant, à *déloger* et à *extraire* l'intercostale avec une petite aiguille analogue à celle de A. Cooper ou l'aiguille ingénieuse de M. Reybard, ou un instrument analogue, c'est le hasard plutôt que l'habileté de l'opérateur qu'il faudra féliciter.

Chassaignac (1) cite une opération d'empyème où la blessure de l'artère intercostale amena la mort du sujet. L'autopsie montra une incision de l'artère dans le point où elle est protégée par la côte. Quelques détails auraient été utiles pour savoir le siége précis de l'opération et les circonstances qui accompagnèrent l'hémorrhagie.

La Gazette hebdomadaire de 1863 (2) contient une observation de blessure de l'artère intercostale pour laquelle Howard pratiqua la ligature des deux bouts de l'artère. L'hémorrhagie s'arrêta, mais le blessé mourut la soir même épuisé par la perte du sang qu'il avait subie avant l'opération.

Legouest (3) signale les hémorrhagies de l'artère intercostale comme complication des plaies de poitrine. Il les considère comme rares, et parmi les

(1) Chassaignac, Suppuration et drainage chirurgical, t. I, page 340 ; 1859.

(2) Gazette hebdomadaire, page 327 ; 1863.

(3) Legouest, Chirurgie d'armées, page 347. 2e édition.

moyens d'hémostase il préfère la méthode de Desault. Il propose de remplacer la compresse de Desault par un petit sac de baudruche ou de caoutchouc qu'on distendrait par insufflation dans la plaie.

Aujourd'hui, la question n'a pas fait beaucoup de progrès ; il est facile de s'en convaincre en parcourant les ouvrages modernes. La divergence des opinions touchant la fréquence et la gravité de cette blessure vient de ce que les divers cas observés sont relativement rares, et de ce que les conséquences sont loin d'être toujours identiques : tel chirurgien n'a vu que des hémorrhagies insignifiantes, tel autre n'a pu réussir à arrêter le sang.

La blessure de l'artère intercostale est naturellement accompagnée d'une plaie de poitrine, quelquefois d'une fracture de côte. Ses causes n'ont rien de particulier. Cette complication ne s'observe que dans un nombre très-restreint de plaies de poitrine. Les dispositions anatomiques rendent compte de cette immunité, exagerée au point que Boyer a pu dire qu'on avait inventé plus de moyens pour arrêter l'hémorrhagie qu'il n'y avait de cas authentiques de cette hémorrhagie.

Nélaton (1) ne croit pas qu'il soit possible d'atteindre l'artère dans l'opération de l'empyème et considère comme inutiles les précautions qui ont pour but de l'éviter quand l'opération est faite au lieu d'élection.

M. Richet (2) ne va pas si loin. Il ne doute pas de la possibilité de blesser l'artère dans les cas rares ; il ajoute que les circonstances anatomiques qui mettent l'artère à l'abri, viennent précisement mettre obstacle à l'emploi des moyens hémostatiques ordinaires.

Trousseau (3) dit nettement qu'il n'y a pas lieu de se préoccuper de la présence de l'artère, puisque d'après lui, elle ne peut être lésée.

Il est très-rare, en effet, d'avoir à regretter un sem-

(1) Nélaton, Pathologie chirurgicale, t. III, p. 463.

(2) Richet, Traité pratique d'anatomie médico-chirurgicale, page 561.

(3) Trousseau, Clinique médicale de l'Hôtel-Dieu de Paris, t. I, page 725.

blable accident dans l'opération de l'empyème pratiquée suivant les règles au niveau du tiers moyen de l'espace intercostal ; cependant il n'est point impossible que cela arrive à des chirurgiens même expérimentés, comme on s'en convaincra par le fait suivant emprunté à la thèse de Dulac (1).

Observation I.

Pleurésie purulente gangréneuse. — Pneumothorax. — Empyème. — Blessure d'une artère intercostale. — Mort par hémorrhagie.

J.-B. M..., âgé de 45 ans, peintre, entré le 28 octobre 1873, hôpital de la Pitié, salle Sainte-Marthe, tousse un peu tous les hivers depuis six ans environ. Il n'a jamais eu d'hémoptysies, n'a pas maigri, n'a jamais eu de sueurs nocturnes, n'a aucun des signes qui puissent mettre sur la trace d'un commencement de tuberculose pulmonaire. Il a joui d'une excellente santé jusqu'en 1870 ; à cette époque il eut, dit-il, une pneumonie ; tel fut le dianostic du médecin qui le traita ; l'application d'un vésicatoire en arrière de la poitrine et des sinapismes sur les membres inférieures lui permirent au bout de quinze jours de reprendre ses occupations. Le malade nous dit avoir éprouvé alors à peu près le même malaise et la même gène respiratoire qu'au début de l'affection qui l'amène actuellement à l'hôpital. Toutefois les douleurs étaient moins vives, l'oppression moins grande. Il y a deux mois, il a fait une chute qui a déterminé une forte contusion de l'épaule gauche (ecchymose s'étendant depuis l'épine de l'omoplate et la clavicule jusqu'à la partie moyenne du bras). Depuis cet accident l'appétit a disparu ; le malade a perdu ses forces, et le moindre travail lui a causé de grandes fatigues.

22 octobre. Il fut obligé de garder le repos. Il avait la sensation d'un poids énorme au niveau du creux épigastrique et de l'hypochondre gauche. La respiration s'effectuait avec beaucoup de difficulté.

Le 23. L'oppression était plus grande et elle s'accrut chaque jour de plus en plus jusqu'au 26, jour où il vit pour la première fois un médecin, qui lui prescrivit un éméto-cathartique et lui fit appliquer un large vésicatoire à la base des deux poumons.

(1) Thèse de Dulac ; Paris, 1874.

Tels sont les renseignements donnés par le malade qui, du reste, est très-intelligent et s'est exactement rendu compte des changements apportés à son état de santé habituel.

Le 28. Il entre à l'hôpital, salle Saint-Marthe, dans le service de M. Gallard.

L'examen du malade, fait le jour même de son entrée, donne le résultat suivant : nous le trouvons dans le décubitus dorsal, se relevant parfois pour prendre haleine, et gardant pendant un certain temps la position assise.

Il fait de grands efforts pour respirer ; la face est pâle et grippée, exprimant l'anxiété ; les yeux brillants ; la peau chaude et halitueuse. L'appétit est nul ; l'haleine fédide ; la langue est très-sèche et présente un enduit blanchâtre ; constipation. Pouls 112.

Toux fréquente, les crachats sont verdâtres, aérés, inodores.

L'examen de la poitrine donne pour le poumon gauche :

A la percussion : en avant, de la matité s'étendant de la base jusqu'à 4 ou 5 centimètres au-dessous de la clavicule ; à ce niveau, sonorité exagérée ; en arrière, matité s'étendant de la base de la poitrine jusqu'à deux travers de doigt au-dessous de l'épine de l'omoplate. Près de la colonne vertébrale, on constate une sonorité exagérée très-manifeste occupant une surface de 6 centimètres carrés.

A l'auscultation : en avant, faiblesse du murmure vésiculaire correspondant à la matité ; au sommet, râles ronflants et sibilants. En arrière, diminution considérable du murmure vésiculaire.

L'examen du poumon droit fait reconnaitre la présence de râles ronflants et sibilants dans toute son étendue.

Le cœur est légèrement dévié à droite.

Traitement. 12 ventouses scarifiées an arrière, du côté gauche ; digitale, chiendent nitré.

Le 30. Le malade respire plus difficilement que dans la journée d'hier. Il a eu pendant la nuit des accès de suffocation qui ont nécessité l'application sur la poitrine de 20 ventouses sèches. Soulagement passager ; léger sommeil. Les crachats ont une odeur infecte, ce n'est point cependant l'odeur spéciale de la gangrène pulmonaire.

Même traitement qu'hier.

Le 31. Anxiété plus vive. Gêne considérable de la respiration. L'asphyxie était imminente ; une ponction est pratiquée au côté gauche, sous l'aisselle, dans le sixième espace intercostal, et la seringue aspiratrice nous donne environ 500 grammes de liquide purulent. Après la ponction, la sonorité est plus considérable. On entend des râles sibilants et ronflants dans toute la hauteur des poumons. Gêne de la respiration. — Même traitement.

1er novembre. Point de sommeil. La percussion fait reconnaître une sonorité exagérée, et l'auscultation, outre les râles sibilants et ronflants contatés les jours précédents, permet d'entendre le tintement métallique et la respiration amphorique. Fluctuation thoracique. Pouls 108. — Potion de Tood; vératrine, 1 milligr. 15 ventouses sèches en avant de la poitrine.

Le 2. Mêmes signes stéthoscopiques que les jours précédents. Point d'amélioration.

Le 3. Gêne croissante de la respirafion. Pouls 108. — 1 milligr. de vératrine; 1 pilule d'extrait thébaïque de 5 centigr.; chiendent nitré; badigeonnages sur le thorax avec la teinture d'iode.

Le 4. Dans la nuit, application de ventouses sèches; sinapismes aux membres inférieurs. Respiration plus gênée qu'hier. Il est facile de produire le bruit d'airain. Le pouls est très-petit, 124 pulsations.

L'opération de l'empyème est jugée nécessaire et M. Léon Labbé est appelé pour la pratiquer. Une large ouverture de 6 centimètres est faite dans le septième espace intercostal, au niveau du tiers moyen de la poitrine. Il en sort aussitôt avec violence et saccades un liquide purulent (1,500 grammes), mêlé de sang et exhalant une odeur fétide. Après l'écoulement du liquide, le pansement ordinaire est appliqué. Quatre ou cinq minutes se sont à peine écoulées que les personnes chargées de surveiller le malade s'aperçoivent qu'il devient très-pâle, que la peau se recouvre de sueur et que la charpie et les linges du pansement sont imbibés de sang. Le pansement est aussitôt retiré. Sur la lèvre inférieure de la plaie, le sang coule en avant, mais en quantité fort peu considérable. Le doigt introduit dans la plaie reçoit un jet de sang chaud. A ce moment, le malade a des lipothymies. Un tampon d'amadou, reposant en bas sur le bord supérieur de la côte et appliqué en haut contre la gouttière costale, fait cesser l'hémorrhagie. On le constate en introduisant le doigt indicateur dans la plaie et en le retirant non souillé de sang. Mais le malade, d'ailleurs faible et cachectique, avait déjà subi une perte sanguine considérable; il ne tarda pas à succomber dans une syncope.

L'autopsie est faite vingt-quatre heures après la mort.

En avant, le poumon gauche adhère à la paroi costale depuis le bord inférieur de la troisième côte jusqu'en bas; en arrière, une fausse membrane très-épaisse est surajoutée à la plèvre pariétale et à la plèvre viscérale; des adhérences existant entre l'une et l'autre circonscrivent deux cavités, l'une supérieure, l'autre inférieure, plus spacieuse que la première. Dans la loge inférieure existe un caillot de sang volumineux, du poids de 350 grammes. Dans la loge supérieure, on trouve des fausses membranes très-épaisses. A la partie supérieure de la loge inférieure, on détache des fausses membranes noirâtres, molles, exhalant une odeur fétide ; celles-ci, enlevées avec précaution, laissent à nu la plèvre viscérale noirâtre ramollie, ulcérée, dans une étendue de 4 à 5 centimètres carrés. Sur cette surface, réduite en putrilage et atteinte de gangrène, on trouve l'orifice qui fait communiquer la cavité pleurale avec le poumon. Celui-ci, quand on le presse au niveau de l'orifice de communication, laisse écouler un liquide sanieux, aéré. Dans tout le reste de son étendue, le tissu pulmonaire ratatiné n'offre aucune lésion. Il n'y a pas de traces de tubercules.

Le cœur est mou, un peu graisseux. On trouve un petit caillot noirâtre vers l'orifice mitral. L'épaule gauche, à la dissection, n'offre point de traces d'épanchement sanguin. Les côtes ont dans toute leur longueur le même volume ; il n'est donc pas permis de supposer l'existence d'une fracture antérieure produite au moment de la chute.

Le septième espace intercostal est détaché de la paroi thoracique ; la veine, l'artère et le nerf sont disséqués avec soin de la région postérieure vers la région antérieure ; la veine appliquée contre le fond de la gouttière costale est indemne : l'artère, au niveau de l'incision de la paroi thoracique, laisse voir une plaie d'un centimètre de longueur, offrant la disposition d'une éraillure; le nerf est dilacéré, mais non entièrement détruit.

La plèvre et le poumon droit sont sains. Toutefois, vers le bord antérieur, on constate de l'emphysème pulmonaire. Pas de tubercules.

Les fractures de côtes peuvent être compliquées de blessure de l'artère intercostale, témoin le fait d'Amesbury cité par Malgaigne.

Les plaies accidentelles sont ordinairement la cause de cette lésion. Les auteurs en contiennent un grand nombre d'observations. Nous citerons une observation que nous devons à l'obligeance de M. le Dr Rendu :

Observation II.

Blessure de l'artère intercostale produite par un coup de foret dans a poitrine. — Hémo-pneumothorax traumatique. — Première ponction amenant du sang presque pur. — Deuxième ponction le lendemain. — Empyème, drainage et injection iodée. — Guérison complète 3 mois et demi.

Victor Brocard, 24 ans, limonadier, entré à l'hôpital Necker, salle Saint-Louis, nº 5, le 25 juillet 1874, sorti le 14 novembre.

Cet homme arrive à la consultation avec une anxiété extrême, la face pâle, les traits tirés, très-fatigué; le pouls est presque insensible; il a les extrémités froides.

Cet homme raconte qu'il était bien portant hier. Vers minuit il eut une rixe et une contestation avec un autre individu. Dans le cours de la dispute, il se trouva, dit-il, subitement mal; il serait alors tombé sur un foret qu'il avait dans sa poche et se serait fait une blessure. Cette histoire est invraisemblable, attendu que l'instrument piquant, dont on voit la trace, a pénétré sur la ligne axillaire, dans le sixième espace intercostal, et qu'une pareille blessure n'a pu se faire par le mécanisme qu'il invoque. Plus tard il a avoué avoir reçu le coup de foret de son agresseur.

Pendant toute la nuit, anxiété, dyspnée, état presque syncopal.

A son arrivée, on constate les symptômes suivants :

Pâleur extrême, état cyanosé des lèvres. Pouls très-rapide, à 110, presque imperceptible. Voussure appréciable de la région précordiale. La première idée qui vient à l'esprit, avant de savoir son histoire, est qu'il a de la péricardite.

Pourtant la percussion montre une sonorité tympanique dans tout le côté gauche de la poitrine, en couvrant complètement le cœur dont l'impulsion est presque nulle. Les battements cardiaques sont très-précipités, mais il n'y a pas de souffle ni de frottement péricardique.

Le malade se plaint d'une douleur excessivement vive siégeant surtout à l'épigastre, irradiant vers la région précordiale et le côté gauche de la poitrine. La percussion éveille cette douleur et les mouvements de la respiration l'exaspèrent.

En arrière, la douleur existe encore, mais moindre.

Pendant la nuit, le malade a vomi, mais depuis le matin il n'a pas eu de vomissements.

La palpation épigastrique est excessivement douloureuse et les muscles de l'abdomen se contractent énergiquement sous le doigt. Toutefois le reste de l'abdomen n'est pas douloureux.

On ne peut guère penser à une perforation intestinale ou à une rupture de l'estomac, malgré les phénomènes généraux; la douleur, en effet, siége de préférence dans le thorax, et ce sont les mouvements du diaphragme qui l'exaspèrent. D'autre part, la pression sur le nerf phrénique n'est pas douloureuse. On ne peut donc admettre qu'il s'agisse d'une pleurésie diaphragmatique.

La percussion, au niveau de la partie inférieure de la poitrine à gauche, donne un bruit skodique très-net. L'auscultation fait entendre un murmure vésiculaire très-faible et presque nul. En s'approchant de la partie inférieure du thorax, on entend du tintement métallique tout à fait caractéristique. Ceci n'est pas dû à de la tympanite stomacale, mais se passe bien dans l'intérieur de la plèvre. C'est à ce moment qu'en le découvrant on aperçoit la petite plaie dont le malade n'avait pas voulu parler jusque-là. Evidemment il s'agit d'un pneumothorax traumatique, survenu dans des circonstances à nous inconnues, cette nuit, à une heure du matin.

Injection hypodermique de morphine de 2 centigrammes.

26 juillet. Moins de dyspnée, mais beaucoup d'abattement. En avant, la respiration s'entend assez bien jusqu'au mamelon. Au-dessous de cette région absence du murmure vésiculaire et tintement métallique de temps en temps. En arrière, matité dans la moitié inférieure de la poitrine, sonorité tout à fait à la base (transmission du bruit stomacal). A l'auscultation, souffle amphorique au niveau de la fosse sous-épineuse. Au-dessous, murmure vésiculaire presque nul; égophonie peu manifeste. Pas de bruit de succussion. — Glace, eau de Seltz, 10 centig. d'extrait thébaïque.

Le 27. Ce matin, amélioration notable. Le teint est moins jaune et moins pâle. Pouls à 108, la respiration assez tranquille (de 30 à 35). La douleur épigastrique et précordiale est très-atténuée.

Localement, persistance de la tympanite sous la clavicule; murmure vésiculaire affaissé avec expiration prolongée. En arrière, la matité remonte assez haut, jusqu'à la moitié de la fosse sous-épineuse. Le souffle a perdu son caractère d'amphorisme, mais a pris un timbre aigu tout à fait pleurétique : la voix est à la fois bronchophone et égophone. L'épanchement paraît avoir augmenté. En avant, le tintement métallique ne s'entend plus du tout. Le cœur est refoulé à droite, en dehors du sternum. La mensuration du thorax donne 46 centimètres à gauche et 4 et demi à droite.

Soir. — Le malade est anxieux, fébrile; pouls à 120; chaleur vive de la peau; mêmes phénomènes stéthoscopiques; somnolence.

28 juillet. État général bon, mais augmentation dans les phé-

nomènes locaux. Souffle pleurétique étendu, remontant jusqu'à l'épine de l'omoplate. Encore du bruit skodique en avant, mais plus de traces de pneumothorax. Le cœur est toujours rejeté à droite du sternum. Même différence à la mensuration (45 et demi à gauche, 47 et demi à droite). Ce matin pas de fièvre; pouls large et mou.

Les 29, 30 et 31, l'épanchement augmente dans des proportions considérables. Il remplit complètement la poitrine, et même en avant on trouve un souffle à timbre pleurétique. Le malade s'affaiblit, son pouls est fréquent, précipité ; il a la respiration constamment anxieuse, a de la tendance aux lipothymies.

Dans la nuit du 31 juillet l'oppression augmente de telle façon, que la nécessité urgente d'une thoracentèse s'impose à l'esprit sous peine de voir le malade mourir d'une syncope.

La ponction est faite dans le septième espace intercostal sur la ligne axillaire, par le procédé ancien de Reybard. Il s'échappe de la canule un liquide sanglant formé presque uniquement de sang pur, visqueux, très-adhérent, se coagulant presque immédiatement. L'examen microscopique de ce liquide montre qu'il renferme 869,000 globules rouges par millimètre cube, proportion qui équivaut à la moitié environ des globules contenus dans un sang normal. Deux litres de sang sont ainsi retirés de la poitrine. Pendant l'opération, le malade reste anxieux, très-faible, avec des nausées et des vomissements. Il est extrêmement pâle. Du reste, il tousse peu et l'opération se passe de la façon la plus régulière : immédiatement après il s'endort tranquillement.

L'examen du sang du doigt, pris dans les vaisseaux de la peau, montre une richesse en globules de 3,024,000 par millimètre cube. Les globules de l'épanchement ne sont pas déformés et à peine crénelés, ce qui fait supposer que le suintement sanguin continue à s'effectuer par la surface pleurale.

Après la ponction, l'auscultation fait entendre un souffle intense dans toute l'étendue de la poitrine. Le son reste obscur à la percussion en arrière jusque sous la fosse sous-épineuse ; il n'est même pas normal dans la fosse sus-épineuse.

Dans la soirée, l'oppression a recommencé, il y a évidemment une tendance à le reproduction du liquide.

Le 2 août, le liquide remplit de nouveau le côté gauche de la poitrine ; le cœur est de nouveau repoussé à deux travers de doigt au delà du sternum, le malade est dans une anxiété inexprimable, sans tendances à la syncope. Pouls à 124, petit ; pas de chaleur, mais sueurs faibles. Dans le poumon, souffle tubaire étendu.

En présence de ces accidents, l'empyème est pratiqué par M. Desormaux au niveau de la plaie du foret, afin d'arriver, s'il est possible, sur l'artère intercostale blessée. — Un flot énorme jaillit, et plus de quatre litres de sérosité sanglante sont rejetés au milieu de quintes de toux, et d'une angoisse inexprimable ud malade. M. Desormaux complète l'opération en passant un drain à la partie postérieure et inférieure de la poitrine. — Lavages à l'eau phéniquée, potion cordiale.

Beaucoup d'affaissement immédiat après l'opération, mais pas de tendance à la syncope. L'examen du liquide montre que la sérosité occupe la plus grande partie de l'épanchement. Dans la soirée, le malade est encore anxieux, mais il repose d'une façon plus calme. Pas de dyspnée bien prononcée. Le pouls est encore petit, inégal et intermittent. — Injection dans la plèvre de plusieurs seringues d'eau phéniquée.

3 août. — Pouls à 104. Respiration assez tranquille. Le pouls a repris de l'ampleur, quoiqu'il soit encore mou et dépressible. Un peu de fièvre. Nuit calme. Le malade a dormi une grande partie de la nuit, mais l'écoulement séro-sanglant par l'ouverture du drain est toujours excessif, quoique le liquide ne soit pas fétide.

Soir. — État fébrile prononcé. Pouls à 115, mou et dépressible. Coloration des pommettes. Exhalation de sérosité pure, sans mélange de sang, mais fort abondante, non fétide. Dyspnée modérée. (Injection d'eau phénique. Bien qu'elle soit poussée avec lenteur, elle donne lieu a un accès de dyspnée assez fort et à de l'anxiété respiratoire.)

4 août. — Pouls à 120. Toutefois la chaleur n'est pas considérable.

Soir. — Pouls 120. Chaleur modérée. Un peu d'anxiété. La sérosité est abondante, non fétide et à peine colorée; il ne se fait évidemment plus de sécrétion sanglante.

Le 5. — Pouls à 108. Sécrétion toujours très-abondante et légèrement purulente. Pas de fétidité.

Le 6. — La suppuration commence à s'établir.

Le 9. — Le côté droit respire bien, sans râles; dyspnée assez forte. Suppuration régulière; toujours une grande quantité de sérosité.

Le 11. — La suppuration est un peu moins abondante; elle commence à prendre de l'odeur. Il s'échappe de la canule un pus épais et granuleux. Le malade reste oppressé, fébricitant. Pouls 120, dépressible. Appétit assez bon.

Le 12. — La suppuration est très-fétide. Peu d'appétit. Sommeil assez paisible. Dans la soirée, accès fébrile assez intense.

Le 13. — On joint à l'injection d'acide phénique dilué une injection de solution de chloral au 40e. Le résultat de cette injection est de faire dormir le malade très-tranquillement toute la nuit, et de désinfecter notablement la plaie. État général bon, appétit assez bien conservé.

Soir. — Pouls à 120, mais la température s'est abaissée à 38°7.

Le 17. — Toujours même état. Respiration gênée ; suppuration abondante, pus fétide ; poussée fébrile le soir. La plaie extérieure diminue. L'appétit est peu prononcé, le sommeil est insuffisant.

Le 24. — État général bon. Suppuration moins abondante, un peu sanguinolente, ce qui prouve qu'il se fait des bourgeons charnus. La plaie extérieure est presque cicatrisée ; l'appétit revient.

Le 27. — La mensuration donne 45 et demi à droite, 42 et demi à gauche. Il y a évidemment tendance à la rétraction de la poitrine.

Dans le courant du mois de septembre le mieux se prononce de plus en plus, la fièvre diminue, la quantité de pus est également moindre.

Le 27, il y a une amélioration extrême. La respiration est revenue dans le tiers supérieur du poumon gauche, et le kyste pseudo-pleural a diminué beaucoup, puisqu'on ne peut injecter une seringue entière dans la cavité qui en contenait primitivement trois et quatre.

5 octobre. — La sonorité pulmonaire et le murmure vésiculaire s'entendent à la limite supérieure du drain. On enlève le drain et on se borne à laisser, dans l'orifice inférieur, un fragment de caoutchouc maintenu par une bande de diachylon. Une seule injection est faite le matin ; la sécrétion est pour ainsi dire nulle.

9 novembre. — Depuis six jours le malade est sans drain ; le plaie inférieure s'est refermée, il n'y a point de sécrétion ni de douleur d'aucune sorte. Il reste pourtant un point du poumon qui continue à ne point respirer.

Le 14. — Le malade demande sa sortie ; il est tout à fait guéri. Tout son poumon respire normalement, sauf un point qui n'a pas plus de 6 à 7 centimètres d'étendue.

Revu le 20. On entend la respiration partout.

Si cette complication peu commune des plaies de poitrine n'a pas été le sujet d'études particulières dans notre pays, la guerre de la Rébellion a fourni aux chirurgiens américains l'occasion de voir en même temps un assez grand nombre de faits, et voici le résumé de plusieurs observations que contient le *Medical and Surgical History of the war of the Rebellion* (1).

OBSERVATION III.

Oscar A. Barnes. — Plaie de poitrine par balle de révolver entre la troisième et la quatrième côte gauche. Passage de la balle à travers le poumon gauche. Blessure d'une artère intercostale. Compression avec un bourdonnet de charpie. Application sur la plaie de compresses imbibées d'eau froide. Guérison.

OBSERVATION IV.

George Godwin. — Plaie de poitrine à droite par une balle de fusil le 16 mai 1864. Blessure d'une artère intercostale. Hémorrhagie de 180 à 200 grammes de sang le 23 juin. Introduction dans la plaie d'un bourdonnet de charpie imbibé de persulfate de fer.— Guérison.

Dans les deux cas suivants, les blessés avaient subi une perte de sang considérable avant leur entrée à l'hôpital.

OBSERVATION V.

Anson A. Barett, blessé à la bataille de Cedar-Mountain, le 9 août, par une balle qui pénétra près du sternum, au côté gauche, sortit près de la sixième vertèbre dorsale et intéressa, dans sa course, une artère intercostale. — Mort par hémorrhagie le 17 août.

OBSERVATION VI.

Charles Hale, blessé par un éclat de bombe. — Lésion d'une artère intercostale. Compression et styptiques.—Mort d'hémorrhagie le lendemain.

Dans les trois cas suivants, la blessure de l'artère a été vérifiée à l'autopsie.

(1) Medical and surgical history of the war of the rebellion, t. II, pages 525 et 550.

OBSERVATION VII.

Edouard Fanning, blessé par une balle le 19 décembre 1863, fut porté à l'hôpital où il vécut jusqu'au 30 décembre. L'autopsie permit de constater que le projectile, entré au-dessus du mamelon droit, avait fracturé la troisième côte et blessé la troisième artère intercostale. La cavité pleurale contenait deux litres de sang.

OBSERVATION VIII.

Josiah Kreider. — Plaie du thorax par balle. Blessure d'une artère intercostale avec fracture de côte du côté droit. Hémorrhagie extra et intra-thoracique. Autopsie. Epanchement considérable dans la plèvre.

OBSERVATION IX.

John Robinson. — Plaie par balle le 5 octobre. Blessure d'une artère intercostale. Persulfate de fer. L'hémorrhagie, qui aussitôt après l'application du persulfate de fer avait cessé, continue. — Mort le 4 janvier.

OBSERVATION X.

Smith Soofield. — Plaie par balle. Blessure d'une intercostale. Compression du vaisseau et de la côte par le procédé de Gérard. — Guérison.

OBSERVATION XI.

Auben Morris. — Plaie par balle. Blessure d'une intercostale. Ligature du vaisseau. — Guérison.

OBSERVATION XII.

Alfred Mac-Clay. — Plaie per balle. Hémorrhagie intercostale. Tentative de ligature sans résultat. Compression et styptiques. L'hémorrhagie cesse. — Mort par infection purulente.

OBSERVATION XIII.

J.-B. Bruce. — Plaie par balle. Blessure d'une artère intercostale. Hémorrhagie. Ligature comprenant la côte et l'artère, faite à l'aide d'une aiguille courbe, mousse, introduite au-dessus de la côte et attirée au-dessous d'elle. C'est le procédé de Goulard à peu de différence près. L'écoulement sanguin s'arrête aussitôt. —

Mort par suite de l'anémie causée par l'hémorrhagie antérieure à l'opération.

OBSERVATION XIV.

Patrick F. W. — Plaie par balle. Blessure d'une intercostale. Ligature. Pleurésie purulente. — Mort.

OBSERVATION XV.

James Mahew. — Plaie par balle. Blessure d'une intercostale. Ligature du vaisseau. — Mort.

OBSERVATION XVI.

J.-H. Buterfield. — Plaie par balle. Blessure d'une artère intercostale. Ligature. Nouvelle hémorrhagie. — Mort.

OBSERVATION XVII.

Thomas Adams. — Plaie par balle. Blessure d'une artère intercostale. Tentative de ligature infructueuse. Nouvelle hémorrhagie. — Mort.

Autopsie. Epanchement considérable dans la plèvre.

En résumé, des quinze cas d'hémorrhagie intercostale observés dans la guerre d'Amérique, quatre seulement ont été suivis de guérison. Sur ces quatre succès, un seul est dû à la ligature, un au procédé de Gérard, deux à la compression et aux styptiques.

Les chirurgiens américains disent que le grand danger de l'emploi des styptiques dans ces blessures est la possibilité de leur chute dans la cavité pleurale, et l'emploi de substance en poudre exposerait spécialement à ce danger.

M. Verneuil a fait des expériences sur des cadavres dont les artères avaient été injectées au suif, et a pu s'assurer ainsi, par la dissection ultérieure des pièces qu'on pouvait, beaucoup plus aisément qu'on ne le pense, interrompre le cours du sang dans l'intercostale, même sans voir directement le vaisseau et en se guidant uniquement sur les rapports qu'il affecte avec le bord inférieur des côtes.

Trois moyens paraissent également efficaces :

I. *Ligature.* — 1er *Temps.* Une incision de 3 à 5 centimètres, suivant l'embonpoint du sujet, divise les parties molles extérieures parallèlement aux côtes; elle peut se confondre avec la plaie primitive et ne consiste qu'en un simple débridement de cette dernière. Elle conduit à la recherche du premier point de repère, qui n'est autre que le bord inférieur de la côte, qu'on suppose longée par le vaisseau ouvert.

2e *Temps.* A 2 millimètres environ de ce bord, et parallèlement à lui, on incise le périoste exactement jusqu'à l'os. Avec un instrument mousse, spatule, manche de scalpel, extrémité pointue d'une lime à ongles, on décolle avec soin le périoste de la face externe, du bord inférieur et de la face interne de la côte, dans l'étendue de 5 à 6 millimètres dans ce dernier sens.

3e *Temps.* On introduit, par la voie ainsi tracée, une petite aiguille de Deschamps ou de Cooper, dont on fait ressortir la pointe par la plaie primitive de l'espace intercostal. Le fil, conduit par ce moyen, étreint nécessairement le vaisseau avec une certaine quantité de parties molles environnantes. Le nerf satellite a chance d'être compris dans la ligature, ce qui n'a pas grand inconvénient, car, en serrant avec énergie le fil, on désorganise sur-le-champ les tubes nerveux. Si on craignait cependant les effets fâcheux de la constriction nerveuse, on pourrait, à quelques millimètres de la ligature, déchirer avec la sonde cannelée le muscle intercostal externe; au-dessous de lui on distinguerait facilement le nerf dont on ferait la section un peu avant le point où il était étreint par le fil.

II. *Forcipressure.* — Les deux premiers temps s'exécutent comme dans le procédé précédent; mais au lieu de passer un fil avec une aiguille recourbée, ce qui présente quelquefois une certaine difficulté, on prend une pince hémostatique, ou une pince à pansement, ou même une pince à ligature ordinaire, on glisse un mors par la plaie de l'espace intercostal, l'autre mors entre la côte de son périoste détaché; l'instrument, dirigé de bas en haut, est presque tangent à la face externe de la poitrine; on l'enfonce jusqu'à ce que l'extrémité de ses mors réponde à la partie moyenne de la face interne de la côte, et on serre les branches; on peut être certain que l'artère est saisie. Mêmes remarques que précédemment sur le nerf satellite. On abandonne la pince en la fixant d'une manière convenable avec quelques bandelettes de sparadrap.

III. *Uncipressure.* — Ce procédé, qui se rapproche de ceux que M. Vanzetti a récemment employés, repose sur ce fait reconnu, que le doigt introduit dans la plaie et recourbé en crochet à concavité supérieure arrête le sang de l'intercostale blessée; l'artère est alors comprimée le long du bord inférieur ou de laface interne de la côte.

Un instrument très-simple, qu'on trouve partout et qu'on pourrait d'ailleurs construire en un instant, remplace fort bien le doigt : nous voulons parler de l'épingle à cheveux dont se servent les femmes. Cette épingle, en forme d'U, a environ 6 à 7 centimètres de longueur; les plus fortes conviennent le mieux.

Avec les doigts ou avec les pinces à pansements, on recourbe l'extrémité arrondie de l'épingle, de façon à figurer un crochet de 2 centimètres environ de longueur, qui devra comprendre exactement, dans sa concavité, le bord inférieur et les parties adjacentes au milieu desquelles se trouvent les vaisseaux.

Ce crochet est introduit par la plaie de l'espace intercostal, puis on le retire de manière à lui faire embrasser le bord inférieur de la côte quand il est bien en place, ce dont on s'assure en soulevant la côte à son aide. On recourbe à leur tour les deux extrémités libres de l'épingle pour lui faire former un crochet à concavité intérieure. Dans ce dernier, on passe un tube de caoutchouc à drainage un peu fort et un peu long, dont on vient attacher le bout sur l'épaule opposée au côté blessé.

A défaut de tube du caoutchouc, on pourrait prendre une jarretière, une bretelle, enfin une lanière d'un tissu élastique quelconque.

Sur le cadavre, ce petit appareil fonctionne sans peine; son efficacité est rendue très-vraisemblable par ce fait qu'une artère injectée de suif et comprimée pendant quelques instants avec le crochet de fil de fer, présentait fort distinctement un double sillon imprimé sur la nature injectée.

Or pourrait objecter à l'emploi de la pince à demeure ou de l'épingle les inconvénients de séjour d'un corps étranger dans la poitrine, et pour cela préférer la ligature malgré les difficultés évidemment plus grandes de son exécution. Mais on peut répondre que le crochet de l'épingle et le mors de la pince font peu de saillie, sont peu irritants grâce à leur nature métallique, et que d'ailleurs il suffit de les laisser en moyenne vingt-quatre heures en place pour être rassuré sur l'action durable de l'hémostase.

Nous avons également supposé toujours une plaie pénétrante de poitrine et une solution de continuité de l'espace intercostal, à la faveur de laquelle nous introduisions le crochet et la pince au-dessous de la côte, ou par laquelle nous faisions sortir l'aiguille portant la ligature.

Mais cette plaie de l'espace intercostal peut être très-étroite dans le cas de paracentèse ou de blessure par instrument tranchant, et alors elle ne se prêterait pas aux manœuvres précitées. M. Verneuil est d'avis que dans ce cas il ne faut pas hésiter à l'agrandir assez pour porter dans la cavité pleurale la pulpe du doigt indicateur.

Le doigt servira d'abord à porter un diagnostic précis. On verra, à son aide, si réellement c'est l'artère intercostale qui est blessée, car l'hémorrhagie s'arrêtera quand la pulpe pressera en haut sur la côte et reparaîtra quand la compression sera suspendue. De plus ce doigt restera en place pendant tout le temps de l'opération, ligature, forcipressure et uncipressure, et servira de guide aux instruments laissés à demeure ou à l'aiguille qui conduira le fil.

Tout ceci s'applique naturellement aux blessures du tiers moyen de l'espace intercostal ; mais on pouvait l'étendre au tiers antérieur, là où les anastomoses avec la mammaire interne sont volumineuses. Pour le quart postérieur, où l'artère occupe le milieu de l'espace intercostal, on n'aurait pas besoin de suivre aussi exactement le bord de la côte ; on chercherait l'artère comme dans un point quelconque du corps.

Il sera parfois nécessaire d'arrêter le sang en deux points, c'est-à-dire de placer une ligature, une pince hémostatique, ou un crochet sur les deux bouts, ce qui n'offrirait pas de difficultés insurmontables.

A. Parent, imprimeur de la Faculté de Médecine, rue Mr-le-Prince, 31.

www.ingramcontent.com/pod-product-compliance
Ingram Content Group UK Ltd.
Pitfield, Milton Keynes, MK11 3LW, UK
UKHW020955220726
13924UKWH00002B/700